DES DIVERS MODES
DE L'ASSISTANCE PUBLIQUE
APPLICABLES AUX ALIÉNÉS

PAR

M. le Dr ACHILLE FOVILLE FILS,

Ex-interne lauréat des hôpitaux et hospices civils de Paris,
Directeur-médecin de l'asile public d'aliénés de Châlons-sur-Marne,
Membre de la Société médico-psychologique, de la Société d'anthropologie,
de la Société anatomique, de la Société d'agriculture,
sciences et arts de la Marne.

DISCOURS PRONONCÉ A LA SOCIÉTÉ MÉDICO-PSYCHOLOGIQUE
DANS LA SÉANCE DU 16 JANVIER 1865.

PARIS

IMPRIMERIE DE E. MARTINET

RUE MIGNON, 2

1865

DES DIVERS MODES

DE L'ASSISTANCE PUBLIQUE

APPLICABLES AUX ALIÉNÉS.

Il serait inopportun, messieurs, de vouloir vous rappeler longuement les circonstances qui ont amené la Société médico-psychologique à s'occuper de la question des divers modes d'assistance publique des aliénés.

Chacun de vous connaît les phases par lesquelles a passé, depuis le commencement de ce siècle, la question de la réforme des aliénés; depuis le jour où Pinel rompait leurs fers jusqu'à celui où la loi de 1838 est venue consacrer leurs droits, une longue série d'efforts s'est proposée l'adoucissement, d'un infortune trop triste par elle-même, pour qu'il ne soit pas du devoir de la Société de la soulager de son mieux.

Mais, et c'est là un des plus nobles apanages de l'esprit humain dont il faut s'enorgueillir même lorsqu'on ne saurait en approuver les excès, la tendance au progrès n'a pas de limites, et dans la recherche du bien, il arrive souvent qu'on dépasse le but pour tomber dans les exagérations du paradoxe.

A peine sous l'influence bienfaisante, ou du moins considérée comme telle, de la loi de 1838, les institutions pour les aliénés se développaient-elles en France, et l'administration des asiles s'organisait-elle au prix de nombreux sacrifices, que déjà de nouvelles théories s'élevaient pour accuser de barbarie le système qui venait de se généraliser, et pour le dénoncer, non comme un soulagement digne de la misère à laquelle il s'adressait, mais comme un vestige arriéré de l'ignorance et de la cruauté.

D'abord on a prétendu que s'il était utile pour la sécurité de la

"

Société et pour le bien de l'aliéné lui-même, de le séquestrer en le faisant admettre dans un asile, il était du moins attentatoire à sa dignité, une fois qu'il était dans un des ces établissements, d'exercer à son égard aucune autre contrainte mécanique ; vous savez, messieurs, qu'en France du moins, et avec le personnel de nos asiles, le *no-restraint*, comme mesure absolument générale, n'a pu être adopté ; après les longues discussions soulevées à cet égard, la camisole subsiste, et longtemps encore, j'en suis convaincu, dans certains cas déterminés, nous serons obligés d'y avoir recours.

Mais tout en nous inscrivant en faux contre des prétentions qui paraissent irréalisables dans les conditions où nous sommes, il est de notre devoir de reconnaître que les discussions sur le *no-restraint* ont eu, peut-être à notre insu, une influence favorable sur la pratique des asiles ; que du moment où l'on a cherché, sans y parvenir, à abandonner entièrement la camisole, on a reconnu qu'on pouvait en user plus sobrement qu'on n'en avait l'habitude, et qu'on a vu se réduire, souvent dans des proportions très-considérables, le nombre des cas où l'on est encore obligé d'y avoir recours.

Mais depuis quelques années déjà, les anciens promoteurs du *no-restraint* sont en arrière de beaucoup sur de nouveaux philanthropes qui veulent porter bien plus loin leurs réformes. Ce qu'ils contestent, c'est le droit même de séquestrer les aliénés ; ce qu'ils attaquent, c'est l'existence des asiles ; et ils mettent à obtenir la destruction de ces établissements autant d'ardeur qu'on en a mis jadis à obtenir leur institution ; ce qui naguère était encore pour notre pays une gloire enviée par les nations voisines, est devenu un attentat à la dignité de l'homme, une dérogation aux droits des sociétés modernes.

La presse politique s'est mêlée de cette question d'une manière qui montre assez combien elle lui est peu familière, et tels journaux qui s'attribueraient volontiers le monopole de toutes les réformes, de tous les progrès, de toutes les émancipations, ne nous ont même pas épargné la surprise de les voir demander comme idéal du traitement des aliénés, d'abord l'éloignement absolu du médecin, puis le placement des malades sous l'autorité du prêtre contrôlée par l'avis, formulé au scrutin secret, des infirmiers et filles de service, ou encore mieux, l'absence absolue de tout soin et de toute précaution, ainsi que cela se pratique encore, paraît-il, dans quelques régions arriérées de l'extrême Orient.

Sans aller aussi loin, plusieurs confrères des plus honorables pensent qu'il y a beaucoup à faire dans la voie de l'émancipation des aliénés, et proposent dans ce but des mesures qui méritent toute notre attention. Il est permis sans doute de supposer que leur zèle les entraîne au delà des bornes d'une pratique prudente, mais il n'en est que plus nécessaire d'étudier le nouveau système de la manière la plus scrupuleuse et la plus approfondie, et d'en adopter tout ce qui sera un perfectionnement réel.

Je ne pense pas, du reste, que nous ayons rien à craindre pour l'existence de nos asiles; mais nous serons les premiers à nous applaudir, pressés que nous sommes par le flot sans cesse croissant des admissions et l'encombrement permanent de nos établissements, si l'on peut trouver un palliatif à cette pléthore et diminuer le nombre de nos justiciables.

Quand nous aurons adopté ce qui est praticable, les exagérations paradoxales tomberont d'elles-mêmes dans l'oubli, et l'organisation de notre assistance publique, retrempée par la discussion, sortira triomphante des attaques qui l'entourent, avec plus de force et plus de vigueur pour l'avenir.

La vérité à cet égard ne peut résulter que de l'effort de tous; aussi, tant que la discussion a été laissée à l'initiative individuelle et que chacun a pu produire ses assertions sans appeler un examen contradictoire, beaucoup de médecins d'asile se sont contentés d'assister en témoins attentifs à ces débats.

Mais aujourd'hui qu'après la brillante argumentation du congrès de Lyon, la question est posée devant ses juges les plus naturels et les plus compétents, c'est-à-dire devant la Société médico-psychologique, ce devient un devoir pour chacun de nous d'apporter à la discussion le contingent de ses idées et de ce qu'il peut avoir d'expérience; c'est du reste le seul moyen de se compter, et ce serait déjà un moyen de se rapprocher de la vérité que de savoir combien, sur l'ensemble des médecins aliénistes, c'est-à-dire de ceux qui seuls peuvent apprécier ces questions en parfaite connaissance de cause, il y en a qui s'inscrivent sous chacun des drapeaux arborés.

C'est dans cet esprit que nous aborderons l'examen de chacune des questions posées devant la Société, moins pour en discuter le principe maintenant bien connu, que pour étudier avec détail les limites dans lesquelles l'application en serait possible, et les conditions dont elle devrait être entourée.

PREMIER POINT.

« Convient-il de substituer à la séquestration des aliénés dans les
» asiles, leur séjour dans leurs propres familles avant leur entrée
» dans les asiles, ou bien après y avoir résidé plus ou moins long
» temps, lorsque le médecin de l'asile juge possible de les renvoyer
» chez eux comme inoffensifs et incurables, moyennant une rétri-
» bution annuelle ? »

I. Remarquons d'abord que le séjour des aliénés dans leurs propres familles est aujourd'hui un fait très-fréquent, puisque le nombre des aliénés séquestrés n'égale pas en France la moitié du nombre approximatif des habitants affectés d'une des formes d'aliénation mentale.

Sans doute, c'est surtout dans les classes aisées de la société, que les familles s'appliquent à conserver près d'elles leurs aliénés, mais il y a néanmoins en dehors des asiles un grand nombre de malades qui, s'ils étaient admis dans ces établissements, devraient y être à la charge des départements.

Quelles sont donc les circonstances qui font qu'un aliéné indigent, puisque c'est de cette classe qu'il s'agit dans la discussion actuelle, est envoyé à l'asile ? Il en est deux principales : ou bien il commet des actes dangereux, ou bien il est sans aucunes ressources, sans soutien, sans parents.

En dehors de ces deux conditions, il est rare que l'admission à l'asile soit obtenue, ni même sollicitée ; le maire de la commune, par lequel la demande doit être envoyée au préfet, hésitant à faire, sans une nécessité matériellement établie, une démarche qui aura pour résultat de grever son budget d'une somme peu importante il est vrai, mais cependant onéreuse pour des ressources aussi limitées que celles de la plupart des communes rurales.

Cette réserve, louable à un certain point de vue, est néanmoins très préjudiciable à un grand nombre d'aliénés, parce qu'elle est la principale cause des placements tardifs.

Tout aliéné qui, dans les premiers temps de son affection, ne se livre pas d'une manière répétée à des actes compromettants pour la société ou la morale publique, court grand risque de devoir à cette bénignité de rester sans soins et de devenir incurable.

Alors, en effet, qu'un séjour de quelques mois dans un asile et un traitement méthodiquement dirigé auraient pu amener la guérison, la famille, mue par des vues de dignité mal placée, le maire, afin de ménager son budget, s'entendent pour ne provoquer aucune mesure, et au bout d'un certain temps la maladie est devenue chronique et incurable. Il est quelques individus qui, arrivés à ce point, restent doux et inoffensifs; mais bien souvent, par suite de la perversion ou de l'affaiblissement de leur intelligence, ils deviennent indociles et dangereux, les uns par leur tendance à la violence ; d'autres par suite de penchants érotiques affranchis de toute pudeur; d'autres, enfin, par suite d'idées de persécution et du désir de la vengeance.

A ce moment, la sécurité publique étant compromise, l'autorité municipale se trouve en demeure d'agir, la séquestration d'office est demandée conformément à la loi, et un incurable de plus vient grossir, pour longtemps souvent, les charges du département.

Mais alors même que la maladie ne revêt aucun caractère dangereux pour la société ni pour le malade, il arrive souvent que son maintien prolongé dans la famille devient impossible, soit par suite de la mort des parents qui avaient soin de lui, soit parce que les ressources pécuniaires, ou l'esprit de charité venant à s'épuiser, les proches s'exonèrent sur la communauté de la charge qu'ils avaient d'abord supportée seuls.

Ce sont là des faits que nous sommes chaque jour appelés à constater, et les publications de nombre de nos collègues indiquent que les choses se passent de même dans les départements où ils ont eu occasion d'observer, en laissant à part, bien entendu, celui de la Seine, qui se trouve dans des conditions toutes spéciales, à cet égard comme à tant d'autres.

Partout on constate parmi les malades entrant d'office dans les asiles une déplorable proportion de chroniques et d'incurables qui peuvent se ranger dans une des trois catégories que nous venons déjà d'indiquer et que nous définissons avec plus de précision :

1° Ceux qui, après avoir été, au début de leur maladie et souvent pendant de nombreuses années, calmes et dociles, finissent par devenir dangereux et doivent être séquestrés par mesure de sécurité publique.

2° Ceux qui, après avoir été, plus ou moins longtemps, soignés chez eux, perdent, par la mort ou autrement, les proches qui s'étaient jusque-là chargés d'eux.

3° Ceux dont les proches, bien qu'existant encore, cessent de vouloir prendre soin, tantôt faute de ressources pécuniaires, tantôt parce qu'ils sont à bout de patience et de dévouement.

Ceci étant acquis, si l'on cherche dans quel cas le système de traitement familial pourrait être substitué à la séquestration dans les asiles, on doit reconnaître tout de suite qu'il ne peut être question de cette substitution pour les malades des deux premières catégories, puisque pour ceux de la première la liberté, même restreinte, constitue un danger social, et que pour ceux de la seconde la famille n'existe plus.

Il n'en est pas de même de ceux de la troisième catégorie ; et, en effet, c'est à eux et à eux seuls que le nouveau système pourrait être utilement appliqué d'une manière primitive, c'est-à-dire avant l'entrée du malade à l'asile.

Lorsqu'en effet les sentiments d'affection persistent, mais que les ressources pécuniaires manquent, un secours en argent fourni par le département pourra lever l'unique obstacle au maintien du malade au milieu des siens ; et il pourra arriver aussi que certaines familles, fatiguées des soins qu'exige un de leurs membres privé de raison, trouvent dans une subvention pécuniaire un stimulant suffisant pour lui continuer leur assistance et renoncer à l'idée de son éloignement.

Tels sont donc les cas qui pourraient se prêter au premier mode du traitement familial.

II. Il nous sera facile de déterminer ceux auxquels le second pourrait être applicable.

Ainsi que nous venons de le dire, parmi les indigents qui deviennent aliénés, les asiles ne reçoivent en général, dès le début de leur maladie, que ceux qui se rendent dangereux par leurs actes.

Il faut le reconnaître, en effet, dans la pratique la loi de 1838 est devenue, par la force des choses, bien plus une loi de police qu'une loi de bienfaisance, et si un certain nombre de malades nous sont envoyés d'office dès le commencement de leur affection, au moment, par conséquent, où ils peuvent être traités avec succès, ils sont presque toujours redevables de ce placement précoce et de la guérison qui en sera la suite probable, au caractère dangereux de leur délire et à la crainte qu'ils ont répandue autour d'eux.

Ce sont ces malades, admis au début de leur maladie et traités à temps, qui fournissent presque tous les cas de guérison de nos statistiques ; mais il en est aussi une notable proportion qui, en dépit du traitement et par suite de la nature même de leur affection, deviennent incurables et passent à l'état chronique.

C'est pour eux seulement que se pose la question de savoir s'il serait possible ou opportun de les renvoyer au bout d'un certain temps dans leur famille, au lieu de les conserver indéfiniment dans les asiles.

Mais, il faut éliminer d'abord tous ceux chez lesquels la folie, en devenant chronique, continue à être dangereuse soit d'une manière continue, soit par crises paroxystiques, et malheureusement ils constituent le plus grand nombre de nos chroniques ; il faut aussi, sauf des exceptions extrèmement rares, éliminer les malades affectés de paralysie générale, car la nature de leur maladie borne leur existence à des limites nécessairement courtes, et l'expérience prouve que, même dans leurs périodes de calme et de rémission les plus complètes, ils peuvent, d'un moment à l'autre, redevenir dangereux ou commettre les actes les plus compromettants pour eux ou leurs familles.

Après ces éliminations successives, nous n'aurons plus à fair sortir de l'asile que ceux des aliénés qui, dangereux au moment de leur admission, auraient cessé de l'être pour redevenir doux et inoffensifs ; mais pour ceux-là mêmes la sortie restera subordonnée à la condition d'avoir encore des parents disposés à les recevoir et à les soigner.

Nous venons d'indiquer, par une détermination rigoureuse, les deux seules classes d'aliénés pour lesquelles le séjour dans la famille peut remplacer le placement à l'asile.

Ce sont :

1° D'une manière primitive, avant tout placement, ceux qui, malades depuis plus ou moins longtemps, mais toujours inoffensifs, ont été conservés jusque-là par des familles n'ayant plus assez de ressources ou assez de dévouement pour les garder plus longtemps sans une subvention.

2° D'une manière secondaire, après un séjour plus ou moins prolongé à l'asile, ceux qui ont encore des parents disposés à les recevoir, et qui, après avoir été dangereux à une autre époque, sont redevenus calmes et inoffensifs.

En tenant compte des circonstances nécessaires pour qu'un aliéné figure dans une de ces deux classes, on verra que ce n'est guère que parmi les imbéciles, les idiots ou les déments qu'elles pourront se trouver réunies. Quant à l'évaluation de leur nombre, il serait extrêmement difficile, pour nous, de la faire avec grande rigueur, parce que l'un des termes de la question, celui qui concerne l'existence et les dispositions des familles, nous est presque toujours inconnu.

Cependant il nous semble que l'on peut, sans être bien loin de la réalité, évaluer à 10 pour 100 de la population indigente des asiles, le nombre des malades qui pourraient, dans ces conditions, être laissés ou renvoyés dans leur famille.

Ce nombre pourra paraître trop restreint aux personnes qui, ne connaissant pas ces questions à fond, mais ayant eu quelque occasion de visiter des asiles, se sont étonnées de voir la majorité de leurs habitants vaquer à diverses occupations d'une manière assez régulière pour ne pas paraître aliénés, et se figurent volontiers que tous ces hommes, dont les actes sont ainsi régularisés, seraient capables de vivre sans inconvénients dans leur propre famille.

Mais cette illusion cessera quand, par une étude plus approfondie, on aura reconnu que beaucoup d'aliénés agissant dans l'asile d'une manière relativement sensée se livreraient, dès qu'ils seraient libres, à des actes inspirés par leur délire et contraires à l'ordre social ;

Que beaucoup, même à l'asile, éprouvent, à des époques périodiques ou non, des paroxysmes d'agitation incompatibles avec la liberté, et dont le retour serait d'autant plus fréquent qu'ils seraient exposés dehors à plus de causes excitantes ;

Que, pour d'autres, enfin, l'isolement est le seul moyen de les soustraire à des excès qui les replongeraient tout de suite dans le désordre intellectuel le plus complet.

En tenant compte de toutes ces circonstances, bien connues de ceux qui sont habitués au contact journalier des malades, on reconnaîtra que la séquestration est une mesure absolument indispensable pour une quantité d'aliénés bien supérieure au nombre de ceux qui présentent à un visiteur de passage le cachet d'une folie violente bien manifeste, et que la proportion de 10 pour 100 peut représenter assez exactement ceux pour lesquels le séjour dans la famille n'aurait pas d'inconvénients graves.

Remarquons encore, avant de passer à d'autres considérations, combien l'on a été injuste en qualifiant les asiles de fabriques d'incurables. S'ils en contiennent tant, c'est, d'abord, parce qu'on leur envoie beaucoup de tout fabriqués ; c'est surtout parce que tous ceux qui y existent, qu'ils y soient entrés ou qu'ils y soient devenus tels, sont l'objet de soins hygiéniques et médicaux qui prolongent leur existence et augmentent d'autant la durée de leur séjour.

Mais on doit considérer que pour les cas récents et susceptibles de guérir, l'isolement donne beaucoup plus de chances favorables que le maintien dans la famille, et s'il est un but que dans l'intérêt des aliénés, en général, on doive s'efforcer d'obtenir, c'est celui d'avancer l'époque des placements et de restreindre, autant que possible, le nombre des séquestrations tardives.

III. Maintenant que nous savons exactement les malades auxquels le système familial pourrait être appliqué, cherchons à préciser quels seraient les avantages et les inconvénients de son application, et déduisons-en les conditions auxquelles il devrait être soumis.

Un des principaux arguments lancés contre les asiles, c'est qu'on ne peut pénétrer dans un de ces établissements sans être aussitôt environné de malades qui réclament avec énergie leur mise en liberté. Cette impression est si générale, que de très-bonne foi on se trouve amené à penser que tous les aliénés séquestrés dans les asiles aspirent à en sortir, et à croire que ce serait leur faire faire un pas énorme vers le bonheur que d'exaucer ce désir.

Mais si l'on descend dans l'étude des détails, on reconnaît vite que les réclamations n'ont pas le caractère d'unanimité qu'on aurait d'abord été tenté de leur attribuer. Ce sont surtout les malades récemment entrés, les aliénés paralytiques, ou bien ceux qui, depuis longtemps, sont en proie à un délire partiel ayant conservé, en dépit du temps, son intensité et sa netteté de systématisation, qui protestent sans cesse et réclament avec acharnement leur mise en liberté ; et ce sont justement ces malades qui, nous l'avons vu plus haut, ne pourraient, sans graves inconvénients, sortir de l'asile.

Ceux, au contraire, qui sont dans un état de folie chronique inoffensive ou de démence confirmée, ceux, par conséquent, qui nous paraissent seuls aptes à être éventuellement renvoyés dans leur famille, sont beaucoup plus réservés dans leurs réclamations.

Il y en a sans doute quelques-uns parmi eux qui, lorsqu'on les met sur ce chapitre, demandent leur liberté, mais sans y apporter beaucoup d'insistance, et si je puis m'exprimer ainsi, par une sorte d'acquit de conscience, pour ne pas paraître indifférents à un objet qui intéresse à si haut point beaucoup de leurs compagnons. Dans le fond, ils prennent très-bien leur parti de rester dans un établissement dont ils ont adopté la routine journalière, et où tous leurs besoins sont satisfaits ; d'autres, en nombre plus grand qu'on ne le croirait, ne réclament jamais leur sortie, et même, si on les interroge à cet égard, disent qu'ils aiment autant rester à l'asile.

Qu'on fasse donc sortir de ces établissements tous les malades que nous avons indiqués ; qu'on étende même, si on le veut, ce système beaucoup au delà de ces limites, on ne fera pas pour cela cesser les réclamations dont est assailli tout étranger qui pénètre dans un établissement de ce genre, et, pour peu qu'on ne vise pas à la suppression absolue des asiles, mais seulement à la réduction poussée, aussi loin que possible, du nombre de leurs habitants, on peut être sûr que ceux que l'on y laissera séjourner, en quelque petit nombre qu'ils soient, seront précisément ceux qui réclamaient leur délivrance avec le plus d'insistance. La seule chose qu'on aura gagnée sera l'unanimité, réelle cette fois, dans les réclamations.

Quant au côté économique de la question, il doit être étudié avec beaucoup de discernement. A l'appui de leur projet de réforme, les adversaires des asiles diront que le prix de journée payé pour chaque indigent est en moyenne de 1 fr. 10 c., soit 400 francs par an ; qu'en outre, la plupart des départements ont dû consacrer à la fondation de leurs asiles un capital considérable, oscillant entre 2500 à 3000 francs par lit ; qu'en ajoutant l'intérêt de ce capital au prix de la pension, on arrive à un total de 500 à 550 francs, représentant le sacrifice annuel prélevé sur le budget départemental pour chaque aliéné séquestré.

Comme d'ailleurs ils proposent d'appliquer le système familial, en donnant à la famille de chaque malade une allocation annuelle de 200 francs environ, ils en concluent que l'aliéné assisté ne coûtera plus que la moitié ou même le tiers de la somme qu'il coûtait d'après l'ancien système ; mais ce calcul, s'il était trop facilement admis, pourrait donner lieu à de nombreux mécomptes.

D'une part, il est douteux que 200 francs par an suffisent, dans tous les cas, pour assurer l'entretien d'un aliéné dans sa famille et indemniser des dépenses et des pertes qu'il occasionnera. Beaucoup, par exemple, seront incapables de travailler et de gagner quoi que ce soit ; d'autres seront non-seulement improductifs, mais encore onéreux, parce qu'une personne sera nécessaire pour les garder pendant le jour et ne pourra, par conséquent, aller travailler au dehors. Il faudra donc, ou bien augmenter le chiffre de la subvention, ou bien restreindre beaucoup le nombre déjà minime des malades susceptibles d'être enlevés à l'asile.

Ce n'est pas tout. Du moment où l'on saura qu'un secours annuel peut être obtenu pour l'entretien d'un aliéné paisible, les familles n'auront plus aucun motif pour se charger, sans subvention, de la garde de leurs malades ; et loin de laisser passer inaperçue la maladie d'un de leurs membres, elles auront tout intérêt à la mettre en évidence pour l'exploiter.

Il n'y aura pas de vieillard à intelligence affaiblie, d'homme à sens moral obtus, de femme à velléités hystériques, d'enfant à développement arriéré, qui ne devienne un objet de spéculation. Les administrateurs de tous les départements se plaignent aujourd'hui de la trop grande fréquence des demandes d'admission à l'asile. Les demandes de pension seront bien plus nombreuses, tout aussi bien motivées et bien plus difficiles à rejeter.

On verra donc s'accroître encore, dans des proportions peut-être considérables, le nombre des aliénés secourus ; et alors même que chacun de ceux qui le seront à domicile coûterait moins que chaque aliéné séquestré, le total des dépenses sera augmenté plutôt que diminué.

Nous sommes donc disposé à croire que l'application du système familial n'aura pour résultat ni de faire disparaître les protestations et les demandes de mise en liberté, si fréquentes dans les asiles actuels, ni de diminuer d'une manière sensible les sommes que les départements sont obligés de consacrer chaque année au traitement des aliénés.

Quels avantages présenterait donc ce système ? Il lui resterait celui très-réel, à notre avis, de contribuer au maintien de l'esprit de famille, à la conservation de la solidarité que les branches d'un même tronc se doivent entre elles ; laissant l'aliéné dans le milieu auquel il a été habitué, il pourrait contribuer à entretenir chez lui des sentiments affectifs que l'éloignement effacerait promptement ; enfin il diminuerait, dans une certaine mesure, le nombre des chroniques soignés dans les asiles et permettrait ainsi plus facilement d'y admettre les cas aigus susceptibles de guérison.

Il restera à savoir si le secours accordé reçoit bien sa destination légale, c'est-à-dire s'il est entièrement consacré à l'entretien et au soulagement de l'aliéné. Malheureusement, on ne pourra pas être sans inquiétude à cet égard. Beaucoup de familles sont loin de conserver pour leurs aliénés les sentiments d'affection et de dévouement qu'une maladie aussi triste devrait resserrer plutôt que relâcher.

Que de fois les administrateurs provisoires des biens des aliénés non interdits n'ont-ils pas à défendre les intérêts de nos malades contre leurs propres parents, trop disposés à les dépouiller ? N'est-il pas à craindre dès lors que la somme d'argent destinée à les soigner ne soit détournée de ce but, et que le malheureux auquel elle devait profiter ne reste abandonné sans aucun des soins qui lui sont dus ?

Des précautions devront être prises à cet égard, et la société ne peut se dispenser d'exercer une surveillance rigoureuse sur ceux dont, en résumé, elle conserve la tutelle.

Je sais qu'il a été proposé de charger de cette surveillance un inspecteur spécial résidant au chef-lieu ; mais ce fonctionnaire, chargé de l'inspection de tout un département, pourrait-t-il, à lui seul, s'assurer que toutes les familles exécutent leurs obligations à l'égard de leurs aliénés, et que ceux-ci continuent à présenter les conditions voulues pour être laissés dans leur famille ?

Ses visites seraient nécessairement fort éloignées ; la distance ne lui permettrait pas de constater si les obligations imposées sont remplies ; il lui serait impossible de se rendre compte de la marche de la maladie et de soumettre à un traitement ceux des aliénés qui, bien que chroniques, pourraient avoir besoin d'être médicamentés ; les émoluments qui lui seraient alloués, ajoutés à ses frais de tournée, constitueraient une somme assez forte, qui aggraverait les charges du département, sans donner des garanties suffisantes pour que les intérêts des malades soient sauvegardés.

Ce qu'il faudrait, ce serait des visites médicales pouvant se renouveler très-fréquemment, sans être prévues à l'avance, et n'entraînant pas de déboursés très-considérables.

Un seul moyen me paraît réunir toutes ces conditions, ce serait de charger de ce service les médecins cantonaux dans tous les départements où cette institution fonctionne ; chacun d'eux, obligé par position de parcourir très-fréquemment le canton où il exerce, connaissant, pour ainsi dire, chaque ménage et chaque individu, aurait maintes occasions de voir, sans se déranger exprès pour cela, les quelques aliénés, secourus à domicile, vivant dans sa circonscription, de vérifier l'usage fait de la subvention accordée pour les soins à leur donner, de se rendre compte des changements survenus dans leur état, et de diriger, s'il y avait lieu, la marche du traitement ; sans grande augmentation de fatigue, il pourrait connaître exactement tout ce qui concernerait l'aliéné assisté, et en informer l'autorité centrale par des bulletins périodiques.

Dès qu'il aurait constaté que l'aliéné est maltraité ou même négligé, que la subvention est détournée de son but, ou que la maladie revêt un caractère dangereux, il devrait provoquer l'envoi du malade à l'asile et le retrait de la subvention. Sans doute, il recevrait une certaine rétribution pour ce travail supplémentaire, mais cette dépense ne serait pas considérable, et la surveillance serait beaucoup plus efficace que si l'on créait une place spéciale d'inspecteur des aliénés assistés pour chaque département.

En résumé, l'étude du premier point soumis à la discussion de la société nous paraît conduire aux conclusions suivantes :

1° On pourrait laisser dans leurs familles, sans les envoyer à l'asile, et moyennant une subvention annuelle donnée aux parents, les aliénés constamment dociles et inoffensifs.

2° Parmi les aliénés chroniques traités dans les asiles, il en est un certain nombre qui, après avoir été dangereux à une autre époque, sont devenus dociles et inoffensifs ; dans le cas où ces malades auraient encore des parents disposés à les recevoir, il serait bon de les leur renvoyer moyennant une subvention annuelle ; par ces mesures, on pourrait réduire d'un dixième environ la population indigente actuellement soignée dans les asiles.

3° Les aliénés assistés à domicile devraient être l'objet d'une surveillance très-vigilante, confiée aux médecins cantonaux, sur le rapport desquels la subvention serait supprimée et le malade envoyé à l'asile, dès qu'il serait établi qu'il devient dangereux ou qu'il n'est pas, de la part de sa famille, l'objet de tous les soins exigés par sa situation.

DEUXIÈME POINT.

« Peut-on placer isolément quelques aliénés choisis par le mé-
» decin dans le voisinage des grands asiles, chez des paysans, des
» infirmiers, ou des habitants des villages voisins, sous le contrôle
» et la surveillance des médecins directeurs. »

Ce système présente comme trait caractéristique de ne pouvoir s'appliquer qu'à un nombre assez restreint de malades, à cause du petit nombre de familles de paysans vivant au voisinage de l'asile, ou de familles d'infirmiers logés dans son enceinte, mais en dehors des services communs, capables d'assumer une semblable responsabilité et de s'en acquitter convenablement. Ce ne peut donc être au point de vue de la réforme du régime des aliénés qu'une mesure exceptionnelle.

Dans ces limites, elle peut être bonne, car pour certains malades il sera plus agréable de vivre dans un petit intérieur que de faire partie d'un quartier populeux, et l'asile sera assez voisin pour qu'en cas d'agitation ou de période de trouble, le malade y soit promptement réintégré et y reste pendant le temps nécessaire pour ramener chez lui le calme accoutumé.

C'est là une condition précieuse qui manque complétement au système familial.

Il va sans dire que, dans ces conditions, l'aliéné devra être encore l'objet d'une vigilante surveillance ; mais, comme elle pourra être exercée par les employés de l'asile, elle présentera les chances voulues d'efficacité, à condition, toutefois, de ne pas avoir à s'étendre sur un nombre très-considérable de malades.

Concluons donc que, lorsqu'il sera praticable, ce système pourra être utilement employé ; mais reconnaissons en même temps qu'il ne sera susceptible que de rares applications et ne pourra jamais constituer une méthode générale d'assistance pour les aliénés indigents.

TROISIÈME POINT.

« Peut-on créer des villages d'aliénés semblables au village » de Gheel pour les malades incurables et inoffensifs et même pour » tous les aliénés sans exception d'après certains auteurs ? »

Quant à la création, de toutes pièces, de Gheel français, nous n'hésitons pas, quelque arriérée et routinière que cette appréciation puisse paraître à certains réformateurs, à la considérer comme absolument irréalisable. Ce qui se pratique, avec des avantages très-contestés il est vrai, mais enfin qui se pratique dans les conditions spéciales où est Gheel, exigerait, pour être introduit en France, un ensemble de conditions géographiques, sociales et pécuniaires dont on ne peut espérer la réunion.

Où trouver, dans nos campagnes, si morcelées et à population généralement dense, une vaste étendue de territoire comparable aux plaines de la Campine? Où prendre, en supposant même que la localité pût exister, une population qui voulût s'y transplanter, y exercer toutes les professions que comporte une agglomération humaine, dans le seul but de servir de nourriciers à quelques malheureux privés de raison? Et en supposant même que, par impossible, la localité fût trouvée et la population prête à s'y installer, comment se procurer les capitaux nécessaires pour mettre en œuvre une aussi gigantesque opération? Comment inspirer à tous ces colons, qui, sans doute, ne seraient pas l'élite des populations honnêtes et rangées, le respect et l'affection pour les malades, sans lesquels ils ne pourraient remplir leur mission?

Nous ne pensons pas, du reste, que personne considère une reproduction pure et simple de Gheel comme réellement possible en France, et nous passons sans nous arrêter davantage, afin d'arriver à l'examen du quatrième point discuté, celui qui est certainement le plus susceptible d'un développement pratique et le plus fécond en résultats utiles.

QUATRIÈME POINT.

« Peut-on créer des fermes agricoles enclavées dans les grande
» asiles, ou simplement annexées, dont les constructions, l'organi-
» sation et les règlements, donneraient aux aliénés plus de liberté
» relative, plus de bien-être et un genre de vie plus rapproché de
» celui de l'homme en société ? »

Remarquons avant tout qu'en étudiant cette question il ne peut pas être permis de la présenter comme contraire au mode actuellement adopté pour le traitement des aliénés ; loin de là, elle n'en est qu'un perfectionnement vers lequel tendent depuis longtemps tous les efforts éclairés, et qu'en France particulièrement, l'administration s'occupe de généraliser autant que possible.

Que voyons-nous en effet de tous côtés? le désir d'arracher les aliénés à l'oisiveté et, autant que possible, de les faire travailler au grand air ; et, comme conséquence forcée, une tendance générale à joindre à chaque asile un vaste terrain de culture, et à faire de ces établissements des espèces de phalanstères ruraux, où, à côté du plus grand nombre des malades occupés à cultiver la terre, quelques-uns exercent leurs anciennes professions industrielles de tailleurs, menuisiers, serruriers, cordonniers, pendant que les femmes s'adonnent à la couture, à la confection et à la réparation des vêtements et au blanchissage du linge.

Les nouveaux asiles qui se construisent sont presque tous constitués sur ces bases, et les anciens tendent chaque jour à s'en rapprocher. Aussi les littérateurs les plus ardents à combattre des institutions qu'ils ne connaissent pas, seraient-ils tout étonnés s'ils voyaient la diversité des travaux exécutés par les malades de certains asiles.

Mais à qui donc est due cette heureuse impulsion ? Sans aucun doute, au corps des médecins aliénistes qui, n'écoutant que l'intérêt de leurs malades, ont reconnu depuis longtemps que le meilleur moyen de dissiper leur délire et de leur faire oublier leur captivité était de mettre constamment en œuvre leurs aptitudes et leurs connaissances, en les soumettant à la grande loi imposée à tous les hommes, celle du travail ; en un mot, à les rapprocher le plus possible des conditions de la vie sociale ordinaire.

Écartons donc la prétention de prêcher une réforme qui n'est pas à faire, et reconnaissons une tendance générale à donner à l'aliéné des occupations appropriées à ses capacités, une liberté relative compatible avec son état.

Avant de formuler des principes généraux, des règles applicables à tous les cas, examinons ce qui se pratique dans la plupart des asiles actuels. Construits d'après les principes posés au commencement de ce siècle, ils se composent en général d'un certain nombre de bâtiments groupés plus ou moins symétriquement autour de constructions destinées aux services administratifs et entourés de jardins aussi vastes que faire se peut.

Chaque jour, à des heures déterminées, tous les malades valides et susceptibles de travailler sortent sous la direction de surveillants spéciaux et se rendent à divers travaux de jardinage ou de terrassement ; après le travail, ils rentrent dans leur quartier, où tous les actes de leur journée, lever, repas, récréations, coucher, sont soumis à une régularité parfaite, à une uniformité presque militaire, sans laquelle le désordre ne manquerait pas de régner dans d'aussi grandes agglomérations.

Voilà ce qui, depuis longtemps déjà, se fait à peu près partout, ce qui a donné des résultats très-satisfaisants, quoi qu'on en dise, et ce qu'à une époque on a pu considérer très-logiquement comme la dernière expression du progrès.

Mais les grands asiles d'aliénés ne peuvent guère rester stationnaires, et, depuis quelques années déjà, un nouveau mouvement progressif leur a été imprimé.

La culture, même maraîchère, exige autre chose que du terrain ; il lui faut des constructions spéciales ; les asiles ont donc dû se compléter par la construction d'une ferme. Tantôt celle-ci a été comprise dans le périmètre de l'asile lui-même, tantôt elle lui a été contiguë, tantôt enfin, par suite de circonstances locales et sans idée de système préconçue, elle a été plus ou moins éloignée.

Mais bientôt, l'encombrement se produisant dans l'asile primitif, et le nombre des chroniques augmentant partout, on a dû se demander s'il y avait nécessité de faire rentrer pour les repas et pour la nuit, dans les quartiers fermés, les malades tranquilles que leurs occupations appelaient toute la journée dans les dépendances rurales ; si, par conséquent, il fallait ajouter de nouveaux bâtiments très-dispendieux aux constructions déjà bien coûteuses qui forment l'asile primitif.

On a pensé qu'il serait plus économique pour l'administration, et plus agréable pour les malades, de leur procurer réfectoires et dortoirs dans la ferme elle-même ; et cette combinaison une fois réalisée, on a eu l'idée de donner aux fermes ainsi organisées un nom spécial, on les a qualifiées de colonies d'aliénés.

Dans ces annexes, l'aliéné calme reste toujours sous la surveillance et l'autorité du médecin ; mais par ses occupations, par le lieu de son habitation, il est moins détourné de ses habitudes antérieures ; l'éloignement des malades turbulents et désordonnés dans leurs actes, écarte le spectacle des moyens indispensables pour réprimer leurs écarts. La régularité continue à présider aux diverses occupations qui remplissent la journée, mais elle peut être moins impérieuse, moins porter le caractère de la contrainte.

Le passage de la colonie à l'asile fermé, et de l'asile fermé à la colonie étant toujours facile, il devient possible de faire profiter de la liberté relative dont on jouit dans cette dernière les nombreux malades qui passent successivement du calme à l'agitation, de l'agitation au calme, et qui, par conséquent, ne peuvent ni être laissés dans leur famille, ni être placés chez des voisins. Ces changements rompent la monotonie de la séquestration ; ils deviennent entre les mains du médecin un heureux moyen d'encouragement ou de punition ; ils permettent de soumettre les convalescents à une épreuve souvent très-utile avant de les rendre à la liberté complète.

On ne saurait trop encourager le développement de ces colonies ; et plus elles prendront d'importance, plus on pourra réduire la proportion des bâtiments, toujours plus coûteux, de l'asile fermé, sans cependant pouvoir y renoncer d'une manière absolue.

Pour que l'établissement rural puisse acquérir une prédominance de plus en plus notable, il devra être très-rapproché ou encore mieux limitrophe de l'asile fermé, afin que la surveillance puisse s'étendre sur les deux à la fois, que l'organisation des services généraux n'ait pas besoin d'être dédoublée, et que le passage des malades de l'un à l'autre puisse être effectué immédiatement.

Ainsi comprise et développée, l'organisation des colonies sera un nouveau progrès dans la voie, déjà si fertilement parcourue depuis soixante ans, de l'amélioration du sort des aliénés ; mais tout en travaillant à leur développement, ne laissons pas altérer le caractère de la colonisation, ni croire qu'elle représente un principe nouveau ; loin de là, elle est le résultat normal du perfectionnement progressif des asiles ordinaires, elle n'a pas été une conception idéale, née avec des prétentions révolutionnaires, dans un esprit justement indigné contre les asiles modernes ; elle n'a pas le droit de se poser devant nous en réformatrice sévère.

Nous devons, au contraire, l'accueillir comme l'expression la plus avancée, jusqu'à ce jour, des efforts de nos devanciers ; elle est leur œuvre ; c'est à nous de faire fructifier leur héritage ; l'on doit en

rapporter l'honneur tout entier aux médecins aliénistes et ne pas
en faire une arme tournée contre eux.

Conclusions.

Après avoir successivement examiné les quatre points soumis à la
discussion de la société, nous résumerons notre opinion sur chacun
d'eux dans les conclusions suivantes :

1° Il est un certain nombre d'aliénés inoffensifs qui peuvent être
laissés dans leur famille moyennant une subvention pécuniaire, mais
à condition d'être fréquemment visités par des médecins qui devront
s'assurer qu'ils sont l'objet de soins convenables, et que leur maladie
ne prend pas un caractère dangereux. La proportion des malades
soumis de la sorte au traitement familial ne nous paraît pas devoir
dépasser le dixième de ceux qui sont admis dans les asiles.

2° Le placement d'aliénés tranquilles chez des paysans ou des
infirmiers voisins de l'asile peut être avantageux pour quelques malades ; mais la proportion de ceux qui pourront profiter de ces avantages sera toujours très-limitée, à cause du petit nombre de familles
assez voisines de l'asile et assez recommandables pour qu'on puisse
leur confier des malades.

Ce mode de placement ne pourra donc jamais constituer un système général d'assistance pour les aliénés indigents.

3° La création de villages d'aliénés semblables au village de
Gheel paraît absolument irréalisable en France, au temps actuel.

4° La création de fermes annexées aux asiles est le meilleur mode
d'améliorer le sort des aliénés valides et inoffensifs ; c'est le seul
moyen de procurer à une proportion considérable des malades séquestrés une vie conforme à leur condition sociale antérieure et une
liberté relative. Ces fermes ou colonies agricoles, loin de constituer
un système nouveau, antagoniste de la pratique des asiles actuels,
n'en sont que le complément et le perfectionnement.

Le mérite de leur organisation doit être rapporté principalement
au corps des médecins aliénistes, et ce sont eux aussi qui devront
avoir la plus grande part dans leur développement et leur amélioration progressive.

Paris. — Imprimerie de E. MARTINET, rue Mignon, 2.

www.ingramcontent.com/pod-product-compliance
Ingram Content Group UK Ltd.
Pitfield, Milton Keynes, MK11 3LW, UK
UKHW020116100726
13658UKWH00005B/2199